EMPLOI MÉDICAL

DES

EAUX MINÉRALES

DE

VALS

(ARDÈCHE)

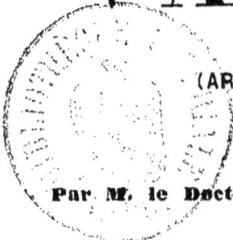

Par M. le Docteur TOURRETTE.

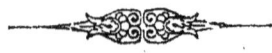

VALENCE
IMPRIMERIE JULES CÉAS ET FILS
RUE DE L'UNIVERSITÉ, 9.

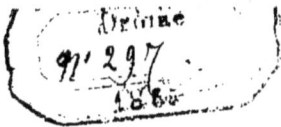

THÉRAPEUTIQUE

PROPRIETES THÉRAPEUTIQUES

DES

EAUX MINÉRALES DE VALS

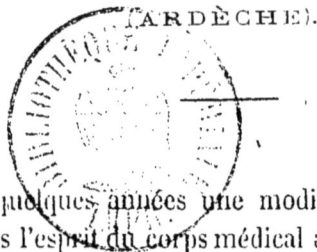

(ARDÈCHE).

Depuis quelques années une modification profonde s'est opérée dans l'esprit du corps médical au sujet des eaux minérales. En effet, les études hydrologiques obtiennent aujourd'hui un succès croissant. La faveur publique à cette heure est acquise au traitement hydro-minéral; médecins et malades demandent à cet agent thérapeutique un secours qui, on le reconnaît, ne leur fait pas défaut quand les indications sont bien posées. Il n'y a peut-être pas, maintenant, de fait mieux avéré en médecine.

Les sources les plus richement minéralisées et en même temps les plus variées que nous ayons en France, et même en Europe, sont assurément celles de Vals. Cette station, croyons-nous, est unique; c'est ce qu'il nous sera facile de démontrer en peu de mots, et nous ajouterons que l'usage fréquent que les médecins font de ces eaux dans leur pratique usuelle nous semble rendre opportunes les quelques indications qui vont suivre.

Les praticiens savent qu'à dose modérée, elles exercent une action douce, altérante, bienfaisante sur l'estomac, sur les sécrétions gastriques, biliaires, pancréatiques et principalement sur les sueurs et les urines. Ils savent aussi qu'elles favorisent certaines indispositions périodiques et calment les douleurs qui bien souvent les précèdent ou les accompagnent; que, sous leur salutaire influence, l'appétit perdu renaît, les digestions deviennent plus faciles, plus régulières, moins pénibles; un bien-être inaccoutumé, en un mot, se fait sentir dans toute l'économie. Le teint se colore, les chairs se raffermissent, les forces musculaires reviennent ; on se sent plus gai, plus dispos.

Ces propriétés *apéritives, résolutives, fondantes* et *toniques*, que nous constatons ici, ont été également constatées, il y a bientôt trois siècles. Voici ce que, en 1609, disait un illustre président au parlement de Grenoble, Claude Expilly.

« Les eaux de Vals, disait-il, font des merveilles, confortent l'estomac, en tirent les crudités et la bile, tempèrent le foie, déchargent la rate, chassent les vents et la mélancolie des hypocondres, ouvrent les obstructions et les opilations, font perdre les pâles couleurs et la jaunisse, purifient le sang, rafraîchissent les reins, guérissent de l'hydropisie et la colique, font jeter la pierre qui n'est pas trop avancée, *comminent* et évacuent le calcul et la gravelle, soit des reins, soit de la vessie; clarifient la vue en s'en lavant les yeux, ouvrent l'appétit, fortifient le corps et le font sain, dispos et comme rajeuni et renouvelé. Elles n'ont aucune qualité nuisible au corps, pourvu qu'on en use avec prudence, sans excès ni *débauche*.

» On a eu tant de preuves admirables de leurs vertus, qu'on peut les parangonner (louer), voir préférer aux plus excellentes et recommandées de l'Europe. »

Claude Expilly subit l'opération de la *taille* à 17 ans, et il vécut 28 ans après avoir pris les eaux de Vals. « En l'an de grâce 1609 et 1610, dit-il, au mois d'août et septembre, j'allai boire les eaux de Vals. Là, je recouvrai ma première santé, de sorte que depuis je n'ai eu aucun ressentiment de pierre ou de gravelle dont j'étais travaillé au point que j'avais presque perdu l'espérance de pouvoir désormais passer un seul jour sans douleur ni incommodité, quoique auparavant, en l'an 1608, je fusse heureusement relevé de l'irritation. »

Pendant le séjour que Claude Expilly fit près des sources de Vals, il composa quelques pièces de vers pour « *se divertir et trouver le temps moins ennuyeux.* »

Le lecteur nous saura gré de lui donner un échantillon de ces vers. Nous le prions de ne pas oublier que nous sommes en *l'an de grâce* 1610, c'est-à-dire à cette époque où la poésie française, qui plane aujourd'hui en souveraine sur le sommet de l'Hélicon, essayait alors à peine de gravir cette colline si chère aux poètes de la Grèce.

> Maint gravier, excrément de froide pituite,
> En coulant de mes reins me tourmentoit si fort
> Qu'on attendoit, sinon qu'une *pierre trop cuite*
> Par des tourments cruels me rendît à la mort.
> Je recourus à vous, mes saintes tutélaires,
> Et je n'eus pas trois jours votre bord fréquenté,
> Que buvant à longs traits de vos fontaines claires,
> Je perdis mes douleurs et trouvai la santé.

Le docteur A. Fabre fit paraître le premier travail qui ait été publié sur les eaux de Vals. Il contient des observations justes, des aperçus ingénieux ou pleins d'originalité. En voici un spécimen :

« S'il m'était permis, dans les lamentations de ce grand malheur, de crier à tous les pauvres calculeux : Venez aux eaux, vous tous qui êtes atteints de calcul, de gravelle ou de néphrétique ! j'épuiserais mon poumon, ma voix, ma plume et toute mon âme à faire savoir à toute la France une si précieuse, si importante, si obligeante et assurée vérité; et je les inviterais *à la prise* des eaux de Vals. —Je mets en fait positif et véritable, et soutiens qu'il n'est sous le ciel aucun remède qui soit de la force, de l'agrément et de la promptitude de celui-ci, pour *rompre* et *commuer* le calcul, lui *dérober* sa matière, ouvrir ses conduits, et soulager, comme aussi de calmer la douleur. — Je suis contraint d'avouer au public et l'informer que les eaux de Vals *font plus en six jours* que tout l'embarras d'étranges remèdes ne saurait faire en six ou vingt ans. — Pour satisfaire *la juste curiosité de ceux qui souffrent* de la néphrétique ordinairement engendrée de calculs dans les reins, je les prie de croire qu'ils ne boiront l'eau de Vals jamais à faux, et que nos eaux étant très *incisives, atténuantes, apéritives et détachantes*, ils n'en peuvent recevoir que toutes sortes de satisfactions avec leur parfaite santé. S'ils viennent aux sources, ils y trouveront plus de cent compagnons de leur mal et de leurs douleurs, aussi bien que de leur guérison et de leur bonne fortune ; et, *s'en retournant* bien guéris, publieront partout l'excellence de ces incomparables eaux. »

Voilà le langage scientifique en l'an de grâce 1657.

Un siècle plus tard, en 1785, Madier écrivait dans son essai sur les eaux minérales: « Les eaux de Vals opèrent les effets les plus surprenants dans les maladies de l'estomac, des reins, en détruisant les *embarras glaireux, calculeux, graveleux;* peu de malades, attaqués de ces affections, les ont prises sans éprouver le plus grand succès. »

Nous trouvons les mêmes affirmations chez les auteurs modernes qui ont étudié l'action des eaux de Vals.

Dans leur savant traité des eaux minérales, MM. Pétrequin et Socquet les préconisent dans les débilités de l'estomac, les obstructions du foie et de la rate. Ils les recommandent dans la chlorose, la gravelle rouge : Alibert cite la guérison de plusieurs maladies anciennes chez les vieillards : cet illustre maître tenait les eaux de Vals dans une estime toute particulière ; il les recommandait dans le scorbut, les hémorragies passives, les vomissements chroniques, les fièvres intermittentes rebelles, etc., etc. »

« Les eaux de Vals, dit, avec autant d'autorité que de précision, un honorable et savant ex-inspecteur, M. Ruelle, qu'une mort prématurée a enlevé à la science, les eaux de Vals exercent une médication essentiellement tonique, et conviennent généralement dans toutes les affections caractérisées par un état de faiblesse, de langueur ou d'atonie ; elles agissent en donnant un surcroît d'activité à toutes les fonctions, principalement à la digestion, à la circulation et aux absorptions.

» Elles sont utiles dans les cas de débilité de l'estomac,

dans la chlorose, dans les phlegmasies chroniques, les engorgements du foie, de la rate, des reins, etc., etc.; elles sont recommandables dans les affections de la gravelle rouge, catarrhe chronique de la vessie, etc. »

Dupasquier, savant médecin autant qu'habile chimiste, s'exprime ainsi : « L'influence que les eaux de Vals exercent sur les fonctions digestives, dès qu'on commence à en faire usage, est des plus remarquables, et ses effets sont si prompts, qu'on pourrait dire sans exagération qu'ils présentent quelque chose de *merveilleux*. Dès le premier jour qu'on en boit, elle provoque, le plus souvent, un accroissement considérable de l'appétit. Le malade, qui depuis longtemps ne connaissait plus le sentiment de la faim, se trouve tout surpris d'éprouver ce besoin à un degré prononcé, et s'étonne bien plus encore de pouvoir le satisfaire impunément, grâce à l'action de ces eaux bienfaisantes. Sous leur influence, en effet, l'estomac semble réagir sur les substances alimentaires avec une activité toute nouvelle. Les digestions, précédemment difficiles, languissantes, s'opèrent désormais avec une facilité vraiment merveilleuse. »

Mais nous bornerons là les citations que nous pourrions faire à des hommes haut placés dans les sciences hydrologiques. On sait ici que les droits de la science ne seront jamais méconnus, et que ces témoignages émanent d'auteurs complètement désintéressés.

En résumé, la composition des eaux de Vals est des plus remarquables, soit par la nature des principes qui s'y trouvent en solution, soit par l'association de tous ces agents thérapeutiques, dans des proportions relatives qui *ne sauraient être plus convenablement établies*, et qu'on dirait avoir été calculées d'avance. Ce sont ces proportions heureuses qu'il nous reste à faire connaître au lecteur dans les six sources de Vals.

Saint-Jean : acide carbonique, 0,425 ; bicabornate de soude, 1,480 ; calcique-magnésien, 0,450 ; fer et manganèse, 0,006 ; chlorure de sodium, 0,060.

Rigolette : acide carbonique, 2,095 ; bicarbonate de soude, 5,800 ; calcique-magnésien, 0,259 ; fer et manganèse, 0,024 ; chlorure de sodium, 1,200 ;

Précieuse : acide carbonique , 2,145 ; bicarbonate de soude, 5,940 ; calcique-magnésien, 1,580 ; fer et manganèse, 0,010 ; chlorure de sodium, 1,080.

Désirée : acide carbonique, 2,218 ; bicarbonate de soude, 6,040 ; calcique-magnésien, 1,471 ; fer et manganèse, 0,010 ; chlorure de sodium, 1,100;

Magdeleine : acide carbonique, 2,050 ; bicarbonate de soude, 7,280 ; calcique-magnésien, 1,192 ; fer et manganèse 0,029 ; chlorure de sodium, 0,160.

Toutes ces sources contiennent en outre des bicarbonates de potasse, de lithine ; des sulfates de soude et de chaux, silicate et silice, alumine, iodure alcalin, arsenic et matière organique. Le tout en petite quantité.

Il suffit de jeter un coup d'œil sur ce qui précède pour se convaincre qu'il n'est pas indifférent de prescrire telle ou telle source ; il est évident que l'attente du praticien pourrait être trompée si le malade buvait de la source *Saint-Jean*, alors que c'est la *Précieuse* ou la *Magdeleine* que le médecin a entendu conseiller. Le nom de la source prescrite devra donc, autant que possible, être indiqué sur l'ordonnance.

Au milieu de ces sources alcalines sourd une eau d'une composition étrange et sans similaire en Europe. — Nous voulons parler de la source *Dominique* ; en voici l'analyse faite par M. O. Henri, membre de l'Académie de médecine. Les sources bicarbonatées, que nous relatons plus haut, ont été également analysées par cet éminent chimiste.

Dominique : acide sulfurique libre, 1,55 ; silicate, acide, arséniate acide, phosphate acide, sulfate acide : ensemble 0,44 ; puis trace de sulfate de chaux, chlorure de sodium et de matières organiques.

En présence d'une composition chimique aussi surprenante, on ne doit point trop s'étonner si nous osons dire que cette eau n'est point un adjuvant, mais un remède *héroïque* dans les fièvres intermittentes. Elle est fébrifuge. C'est un spécifique dans les affections où il y a une grande susceptibilité des organes de la circulation et de la respiration. Elle rend des services dans les affections cutanées. Cette eau est bonne à boire ; les femmes en aiment le goût, qui est un peu douceâtre, avec un arrière-sentiment d'acidité.

Quant aux eaux alcalines, elles sont *très agréables*, pures ou coupées avec le vin ; depuis la moins minéralisée, jusqu'à celle qui a 7 et 1/4 de soude, ces eaux sont recherchées pour l'usage de la table ; elles moussent et ont un goût piquant qui plaît. Ceci n'est point un avantage thérapeutique ; cependant il est loin d'être indifférent pour une indication qui, en général, a besoin d'être suivie longtemps.

MALADIES

DES

ORGANES DIGESTIFS.

De tous temps, les théories se sont donné libre carrière à propos des affections de l'estomac, si nombreuses et si variées dans leurs formes, et si étroitement liées à toutes les maladies dont souffre notre pauvre nature. Toujours, ou presque toujours l'estomac est de moitié dans nos maladies ; la plupart du temps c'est lui qui les engendre. N'est-il pas, quand il fonctionne mal, le générateur de l'anémie, de l'hydrémie, de la chlorose, etc., et consécutivement d'une foule d'affections greffées sur celles-là ? — C'est par l'estomac que nous vivons, c'est par ce viscère que nous mourons la plupart du temps. Il n'est donc pas étonnant que tant de théories et de systèmes soient en présence sur un pareil terrain.

Aujourd'hui tous les praticiens savent qu'il n'est pas toujours facile de reconnaître, au premier abord, si un trouble fonctionnel des organes digestifs est dû à une maladie purement nerveuse ou à une lésion de la membrane muqueuse elle-même. Il arrive souvent que ces deux états morbides existent simultanément, et que leurs symptômes se confondent. Il est rare, en effet, qu'une névralgie qui trouble la digestion, vicie ses produits et modifie la sécrétion des sucs gastriques, biliaires, pancréatiques, n'entraîne pas, à la longue, une altération des tissus, et qu'une phlegmasie chronique de la muqueuse digestive ne provoque pas un trouble dans l'innervation.

Mais, qu'elle que soit la nature, simple ou complexe, de ces maladies diverses de forme, d'origine et d'intensité, les eaux de Vals ont contre elles une remarquable efficacité.

Nous allons successivement étudier ces nombreuses et diverses maladies au point de vue de leur traitement par les eaux de Vals employées *à domicile*.

Aujourd'hui, tous les médecins sont généralement d'accord et reconnaissent que la médecine est une science d'observation, et que l'observation lui a servi de base fondamentale, d'élément primitif; que seule elle constitue l'agent principal de son perfectionnement; qu'elle est la seule route que le médecin puisse suivre dans sa pratique. Aussi croyons-nous devoir consigner ici quelques observations.

Dyspepsie. — M. J. D..., âgé de 60 ans, d'un tempérament bilioso-nerveux, d'une constitution forte, de mœurs irréprochables, d'habitudes sédentaires, laborieuses et même pénibles, *était sujet, depuis six ans, à des maux d'estomac*, principalement caractérisés par un dégoût de jour en jour plus prononcé pour toute espèce d'aliments, soit liquides, soit solides. Après le repas, ce malade éprouvait à la région épigastrique un sentiment de gêne, de pesanteur, d'oppression, qu'accompagnaient souvent des renvois tantôt gazeux, tantôt aqueux et acides qui le fatiguaient extrêmement; il éprouvait aussi quelquefois, alors surtout que le repas qu'il avait pris avait été un peu plus copieux, des régurgitations, sans nausées ni efforts de vomissements, qui amenaient les aliments ingérés dans un état de digestion incomplète.

Chose singulière et qu'il importe de noter, jamais M. J. D... n'a éprouvé ni douleur, ni crampe, ni sensation de brûlure à l'estomac.

Le malade est triste, abattu et a perdu toute aptitude au travail; il n'a de la tendance au sommeil que quelques instants après avoir mangé. Les forces musculaires sont anéanties : c'est à peine si elles lui permettent une courte promenade.

C'est alors, *qu'après avoir usé et même abusé de tout*, le malade demande de *l'eau de Vals*.

Après avoir pris connaissance des renseignements qu'il me donnait et qu'on vient de lire, je conseillai à M. J. D... l'eau de la source *Saint-Jean*.

Deux mois environ après cet envoi, je reçus la lettre suivante :

« Monsieur le docteur,

« L'usage des eaux que vous avez eu la bonté de me faire adresser m'a été favorable. Maintenant mon appétit est un peu revenu, mes digestions se font un peu mieux ; elles me semblent moins longues et surtout moins pénibles ; elles ne s'accompagnent que rarement de renvois et de régurgitations. C'est une *amélioration* qui me promet une guérison prochaine, etc., etc., etc. »

J'engageai M. J. D... à continuer l'usage de l'eau de la source *Saint-Jean* quelques jours encore et de se mettre ensuite pendant deux ou trois semaines à l'usage de l'eau de la source *Précieuse* pour consolider sa guérison. En effet, j'ai appris avec satisfaction, mais sans étonnement, que mes prévisions s'étaient réalisées.

Observation.

Dyspepsie. — Mme J. P., âgée de 21 ans, d'un tempérament nerveux, d'une constitution faible, délicate, d'une petite taille, d'un caractère impressionnable, est atteinte depuis trois ans environ d'une grande difficulté dans les digestions accompagnée d'un continuel et profond dégoût pour les aliments ; l'appétit était nul, et si, surmontant son dégoût pour les aliments, la malade se laisse aller à prendre une tasse de bouillon, de lait, etc., elle est presque immédiatement tourmentée par des flatuosités et par des éructations nidoreuses fort désagréables. La bouche est pâteuse, amère, la langue sale et épaisse ; la malade n'éprouve, même à la pression, aucune sensation douloureuse dans toute l'étendue de la capacité abdominale. La constipation est habituelle, opiniâtre et ne peut être vaincue que par l'emploi de plusieurs lavements que la malade est obligée de prendre tous les jours, et souvent même sans succès ; l'impulsion et les bruits du cœur et des gros vaisseaux sont normaux ; les forces générales se sont considérablement affaiblies ; le travail manuel et intellectuel est pénible, souvent même impossible ; le sommeil est mauvais, agité, souvent interrompu.

Après avoir médité la lettre dans laquelle Madame J. P... me faisait connaître sa maladie, je n'hésitai pas à rattacher tous les troubles de la digestion et de la nutrition que cette dame éprouvait à une dyspepsie anorexique que je lui conseillai de combattre par l'usage prolongé de *l'eau de Vals,* « *source Saint-Jean,* » en boisson.

Deux mois après, cette intéressante malade m'adressa la lettre suivante, que je copie textuellement :

Monsieur le docteur,

« Grâce à l'efficacité de l'eau de la *Saint-Jean,* que j'ai prise de la manière que vous m'aviez indiquée, je me trouve beaucoup mieux. Je n'éprouve plus de dégoût pour les aliments ; mon appétit, sans être ni vif, ni même bon, est cependant revenu ; mes digestions se font passablement et ne donnent que bien rarement lieu aux accidents qui les troublaient autrefois; je suis plus forte, plus gaie. Somme toute, je suis guérie ou en pleine voie de guérison.

• J'espère, monsieur le docteur, vous remercier de vive voix, quand j'irai, la saison prochaine, voir, par reconnaissance, la source bienfaisante qui m'a donné la santé. »

Mme J. P... ne vint pas à Vals; elle était, quand la *saison des eaux* arriva, complètement rétablie.

Remarques.

C'est dans la dyspepsie anorexique qu'il convient de donner, de l'avis unanime des médecins, l'eau la moins minéralisée, alors qu'elle est *sensiblement ferrugineuse*. Elle doit être prise à faibles doses d'abord, doses qu'on augmente graduellement tous les jours.

Ce qui rend l'eau de la *Saint-Jean* presque spéciale dans la dyspepsie anorexique et préférable à l'eau de Bussang d'Orezza ou de Soulzmatt, c'est que non-seulement elle est gazeuse, mais encore elle contient, dans des proportions infiniment heureuses, le fer, ce tonique précieux, et le bicarbonate de soude uni à la chaux et à la magnésie. Or, tous les médecins reconnaissent aujourd'hui que de l'association de ces agents thérapeutiques il résulte une *action très directe et très puissante sur les phénomènes intimes de la digestion, et en particulier sur les sécrétions gastriques et duodénales.*

Les causes qui peuvent produire la *dyspepsie*, sont presque toujours dans la non-observation des lois les plus simples et les plus communes de l'hygiène : nourriture grossière, mauvaise, insuffisante, abus des infusions, des boissons chaudes, défaut d'exercice, d'air salubre, positions gênées pendant un travail long et pénible, préoccupations morales excessives, chagrins violents, travaux intellectuels soutenus, longs, opiniâtres, concentrés, méditations profondes, ascétiques, etc. Le défaut de mastication, d'insalivation, soit qu'on mange gloutonnement, soit que ces deux premiers actes de la digestion ne s'opèrent qu'avec difficulté par suite de l'absence des dents, est une des causes les plus ordinaires de la dyspepsie. Cela se conçoit facilement : les aliments ne parvenant dans l'estomac qu'imparfaitement triturés et mal imprégnés par le suc salivaire, les fonctions que remplit cet organe deviennent alors nécessairement plus lentes, plus pénibles, plus laborieuses.

De longues et pénibles maladies du tube digestif en viciant, en augmentant outre mesure, ou en supprimant la sécrétion des sucs gastrique, biliaire, pancréatique, en jetant les membranes muqueuses dans un profond état de faiblesse, de débilité, d'atonie, peuvent produire la dyspepsie anorexique.

DYSPEPSIES ET GASTRALGIES

TRAITÉES

PAR LES EAUX DE VALS.

Mme E... d'une petite taille, d'une constitution délicate, d'un tempérament lymphatico-sanguin, fut atteinte de presque toutes les maladies qui sont le triste apanage de l'enfance. Elle eut la variole, la fièvre scarlatine, une ou deux fièvres muqueuses ; elle a été *sujette* , *très sujette aux vers* ; elle a eu des glandes au cou, sous les aisselles ; elle ne pouvait manger que des aliments peu nourrissants, et n'avait jamais voulu prendre de remèdes. Fille unique et partant très gâtée par ses parents, qui possédaient une très belle fortune territoriale, son enfance s'écoula dans un état habituel de santé extrêmement précaire. L'âge critique ne fut pas très orageux, mais il n'amena que peu des attributs qu'il départ si souvent avec tant d'abondance aux jeunes filles bien constituées: Mme E... était réglée, et cependant elle était malingre, sa poitrine n'avait encore pris qu'un développement imparfait, ses membres étaient grêles; elle n'éprouvait aucune de ces sensations si douces, si vagues, qui font tant rêver les jeunes filles à cet âge. A dix-huit ans, me disait Mme E.., j'étais encore un *véritable avorton*.

Ce ne fut que dans sa vingt-quatrième année que notre malade vit sa constitution se former, ses forces naître : et cela, parce que depuis six mois elle mangeait avec appétit des aliments nourrissants, et qu'elle buvait du vin pur.

Mariée à vingt-cinq ans à un homme de son âge, et qui possédait toutes les qualités requises pour être un bon époux, elle fut heureuse tant que dura cette union que rien ne troubla pendant quinze ans. Elle eut pendant cet espace de temps deux enfants qui malheureusement ne vécurent que quelques jours. Pour comble de malheur, son mari fut atteint, à quarante-cinq ans, d'une *affection de poitrine* qui le conduisit à la mort, après six mois de souffrance. Ce fut à cette époque que Mme E..., à la suite de grandes fatigues et de grands chagrins, vit ses digestions se faire plus difficilement, plus péniblement : elle avait constamment le *cœur sur les lèvres*; souvent elle vomissait, avec la plus grande facilité, un *mucus limpide et filant* qu'elle comparait à du blanc d'œuf, mais d'une aigreur extrême. C'était le matin à jeun que le vomissement avait lieu le plus fréquemment; et lorsque la malade ne vomissait pas, elle ne pouvait, ce jour-là, prendre que peu de nourriture : au contraire, quand elle vomissait, elle mangeait davantage, quoiqu'elle sût par l'expérience, que ses digestions seraient plus longues, plus pénibles, plus douloureuses.

Au lieu de combattre cette *irritation sécrétoire*, ou pour parler plus médicalement, cette *hyperdiacrasie* de la muqueuse digestive par les moyens appropriés et par un bon régime, la malade ne rechercha et ne fit usage que d'aliments de haut goût et de boissons fortes, prises cependant avec modération.

Loin de diminuer, *l'hyperdiacrasie* augmenta de telle manière qu'il fallut enfin consulter un médecin. Le docteur consulté fit subir à la malade, pendant trois mois consécutifs, un traitement plus apte à enrayer la marche de l'affection qu'à guérir la maladie.

État de la malade. — La malade n'a pas sensiblement maigri; elle a conservé ses forces, qui, à la vérité, n'ont jamais été considérables; elle vomit souvent les matins à jeun une certaine quantité de suc gastrique d'une acidité extrême ; seule, cette acidité rend le vomissement désagréable et pénible. Quand la malade ne vomit pas le matin, elle a le *cœur barbouillé* toute la journée : ce jour-là aussi, elle a beaucoup moins d'appétit, et si elle mange comme à son habitude, elle vomit facilement les aliments à moitié digérés. Pendant la nuit, elle est quelquefois réveillée par l'afflux dans la bouche du suc gastrique, qui y arrive par simple régurgitation. La malade n'éprouve rien d'anormal du côté du cerveau, mais ses digestions sont d'une lenteur, d'une fatigue désespérantes; rien ne les active, si ce n'est l'exercice, auquel elle ne peut se livrer comme elle le voudrait. Quelques éructations aigres, quelques borborygmes peu douloureux, quelques vents annoncent à la malade que la digestion est faite ou qu'elle est sur le point de s'accompl..

Prescription. — Tous les matins, à demi-heure d'intervalle l'un de l'autre, *trois* verres d'eau de la *Précieuse*. La malade en boit encore quatre verres dans la journée à ses repas.

Au bout de vingt-cinq jours de ce traitement, les époques, qui avaient disparu depuis plus de six mois, se firent très-bien. La guérison se prononça franchement, et s'est depuis conservée entière et sans la moindre récidive.

Observation. — Gastralgie.

M. M. D..., âgé de vingt-cinq ans, d'une constitution délicate, d'un tempérament lymphatique, était sujet depuis sa dix-neuvième année, à des *douleurs d'estomac* , à des vomissements qui se reproduisaient tous les huit à dix jours. Depuis un an, il éprouvait après son repas des pesanteurs et des douleurs à la région épigastrique et vomissait souvent des aliments à moitié digérés : il rendait tous les matins une grande quantité de sucs gastriques d'une acidité extrême ; le teint était blafard, la peau décolorée, l'appétit presque nul, bizarre, le sommeil léger, la constipation habituelle, opiniâtre, invincible.

Après m'être assuré que les vomissements n'étaient produits ni par une lésion organique de l'estomac, ni par une affection du cerveau, je prescrivis l'usage à dose progressive de nos eaux alcalines *Précieuse* ou *Magdeleine*. Sous l'influence de ce traitement simple les vomissements cessèrent dès le dixième jour ; au vingtième le malade digérait bien, dormait d'un sommeil calme et réparateur, avait repris son teint normal, et au trentième jour sa guérison ne faisait plus l'objet d'un doute.

Remarques.

Il faut avoir pratiqué quelques années la médecine des sources minérales pour pouvoir croire au *merveilleux* qu'on observe dans certains cas. Pas un de mes savants et honorables confrères de Carlsbad, d'Ems, de Luxeuil, de Saint-Alban, ne révoquera en doute la véracité de cette observation, qui, j'en suis sûr, appellera sur les lèvres de quelques praticiens un sourire d'incrédulité. Si, parmi eux, il s'en trouve qui aient des malades atteints de dyspepsie acide, qu'ils leur prescrivent les eaux des sources *Précieuse, Désirée* ou *Magdeleine* de Vals.

Je leur promets que leur incrédulité cessera en moins d'un mois.

Sydenham disait : « Le remède qui remplira le mieux l'indication de fortifier les digestions sera le meilleur dans les maladies chroniques, et l'on pourra, avec un pareil remède

faire des choses auxquelles on ne s'attendait pas. » Pour moi,
je le dis dans toute la sincérité de mon âme, ce remède auquel le plus grand médecin qu'ait possédé l'Angleterre pro-
mettait des résultats inespérés, se trouve dans l'emploi sage-
ment combiné des eaux de Vals. Ce qui rend ces eaux si
efficaces dans les affections gastro-intestinales chroniques,
c'est qu'à côté de cet agent excitant que nous trouvons dans
l'acide carbonique, de ces toniques précieux que nous four-
nissent le fer et le manganèse, elles renferment le bicarbonate de soude qui, de l'avis unanime des praticiens, exerce
une action très directe et très puissante sur les phénomènes
intimes de la digestion, et, en particulier sur les sécrétions
gastrique, pancréatique et biliaire.

Je ne crois pas être démenti en assurant que presque toutes
les affections chroniques du tube digestif, tributaires de
l'emploi de nos eaux, présentent des signes plus ou moins
prononcés d'anémie globulaire, tels que : décoloration de la
peau, plénitude avec mollesse du pouls, bruits artériels, né-
vropathies nombreuses et variées, etc. Aussi ai-je constamment observé que les malades dont les fonctions digestives
sont depuis longtemps affaiblies, dont l'estomac manque de
la stimulation nécessaire à l'accomplissement régulier des
fonctions de nutrition et d'assimilation, éprouvent des bons
effets de nos eaux. En effet, les malades qui font usage des
eaux de Vals subissent, dès les premiers jours de leur traitement hydro-minéral, une grande modification dans les fonctions digestives, et cette modification, qui agit dans un sens
favorable, détermine une appétence vive pour les aliments,
et une énergie dans l'acte de la chimification et de la chylifi-
cation. Des aliments qui, jusqu'alors, n'étaient pas digérés,
deviennent d'une digestion facile ; et ce premier effet de nos
eaux est éminemment favorable pour le moral des malades,
ainsi que pour leur guérison.

Études cliniques sur les maladies de l'utérus.

DE LA MENSTRUATION.

Pendant tout le temps que la matrice reste plongée dans cet état d'*engourdissement*, de *torpeur* de *sommeil* qu'on a pu comparer à celui d'une chrysalide, cet organe, que la nature a chargé de la grande , de la sublime fonction de la maternité, est sujet à peu ou même point de maladies. Mais quand la chrysalide, pour devenir papillon, veut rompre l'enveloppe qui la sépare d'une vie nouvelle, elle détermine, à la suite de quelques phénomènes vagues, inconnus, souvent douloureux, quelquefois pénibles, une exaltation vitale de tout l'appareil génital qui donne lieu à un écoulement de sang, variable sous le rapport de sa durée, de sa périodicité, de sa qualité, de sa quantité. Alors commence pour la pubère cette longue chaîne de plaisirs et de souffrances qui étreint, dans ses nombreux anneaux, la plus belle partie de la vie de la femme. C'est aussi à cette époque que la jeune fille, devenue plus timide, plus réservée, éprouve en elle quelque chose qui l'inquiète, qui l'agite. C'est le sens génital qui, muet jusque-là, entre en fonction. Alors le vague des idées de la jeune vierge se précise, et instinctivement elle se trouve initiée au secret de sa nouvelle existence. C'est alors encore que le besoin d'aimer et d'être aimée se fait le plus vivement sentir. C'est un âge fertile en naufrages. En effet, dans le pénible combat qui se livre entre ce besoin et sa pudeur, celle-ci ne serait pas toujours victorieuse, si une bonne et solide éducation, la sollicitude, la prévoyance maternelles ne venaient en aide à la jeune fille. Chez la pubère forte, robuste, vigoureuse, jouissant habituellement d'une bonne santé, surtout chez celle de la cam-

pagne menant une vie sobre, active, laborieuse, la menstruation n'est qu'un nuage dans le ciel d'un beau jour. Il n'en
est pas malheureusement de même chez la jeune fille frêle,
débile, délicate, souffreteuse, ayant une vie sédentaire, oisive,
ou chez celle qui est fatalement douée de ce tempérament
et de cette constitution dont le lymphatisme est la manifesta-
tion la plus ordinaire. Chez la plupart de ces êtres souffrants,
la menstruation ne peut s'établir, ou s'établit d'une manière
irrégulière ou insuffisante. C'est alors que les eaux de la
Saint-Jean, de la *Rigolette*, de la *Dominique* interviennent
d'une manière avantageuse, en réveillant l'appétit, en favori-
sant la nutrition et l'assimilation; et, par suite, en re-
constituant l'état normal du sang, qui, devenu plus excitant,
va tirer du sommeil dans lequel ils sont plongés les organes
génitaux, et y provoquer cet état fluxionnaire qui doit ame-
ner une des fonctions les plus importantes de la vie de la
femme.

Observation.

Mademoiselle G. D.., âgée de 16 ans, d'une constitution délicate, d'un
tempérament lymphatique, n'a éprouvé jusqu'à 15 ans, d'autres maladies que
celles qui sont le partage ordinaire de l'enfance. Depuis un an, cette intéressante malade ressent continuellement des douleurs vagues dans tout le corps,
des engourdissements des membres, des pesanteurs dans les lombes, et par
intervalles des maux de tête, des anxiétés précordiales, des bâillements, des
pendiculations ; *elle souffre partout ; son imagination vagabonde ici ; puis là ;*
elle ignore ce qu'elle a ; elle désire tout ce qu'elle ne peut obtenir ; et ne
veut rien de tout ce qu'on pourrait lui procurer ; elle ne sait pas ce qu'elle
veut ; elle est bien à plaindre ! !

Etat de la malade. — Mademoiselle G. D... est grande, élancée, fluette;
ses traits éfilés, ses yeux pleins de langueur, sa peau d'un blanc mat, la démarche nonchalante, tout en elle dénote une chloro-anémie prononcée. La
langue est pâle, large, humide; les digestions sont lentes, la constipation
est habituelle, l'appétit est nul, capricieux, bizarre ; elle est frileuse, triste,
abattue, fantasque, exigeante, sa démarche est lente, pénible ; elle ne quitte-
rait jamais le lit !

Après m'être assuré que les organes thoraciques étaient sains, je prescrivis
à la malade l'eau de la *Rigolette* et de la *Dominique* à petite dose. Sous l'influence de l'eau de ces deux sources, la malade sentit son appétit se réveiller

au bout de 15 jours. Au 20ᵉ jour, les forces reparurent, les digestions s'amé-liorèrent, tous les symptômes que nous avons signalés s'amoindrirent; l'écoulement menstruel eut lieu sans accident notable; et, après un traitement d'un mois, cette malade nous quitta avec toutes les apparences d'une santé que le temps a raffermie.

Remarques.

Il est pour moi de la plus grande évidence que chez les chlorotiques, les anémiques, non encore menstruées, « *la principale et la première indication à remplir consiste à faire manger et à faire digérer les malades.* »

L'appareil digestif doit donc, avant tout autre, solliciter l'attention du médecin. Chez toutes les anémiques, les chlorotiques que j'ai soignées, l'eau de la *Rigolette d'abord*, puis celle de la *Dominique*, ont rétabli la santé générale avant de provoquer le flux utérin.

Considérations sur les affections de l'utérus au point de vue de leur traitement par les eaux minérales.

Toutes les fonctions de la femme sont pour ainsi dire sous la dépendance de l'organe par lequel la femme est ce qu'elle est. *Mulier est quod est propter uterum.* La plupart des désordres nerveux auxquels les femmes sont exposées ne cessent qu'après la guérison des maladies de l'utérus. Cet organe manifeste son état morbide par une douleur qui se fait sentir dans les lombes, l'hypogastre, l'aine, les hypocondres, etc.

La cause la plus commune et celle qui donne lieu à presque toutes les lésions organiques de l'utérus, est la congestion sanguine qui reconnaît elle-même plusieurs causes. Mais entrons dans quelques détails sur une affection si digne de notre étude.

Il s'est fait, à partir du célèbre professeur Récamier, un retour important vers les idées réellement médicales au sujet des maladies des organes utérins. Un grand nombre de médecins, la généralité même, les regardaient comme entièrement locales, sans aucun lien avec l'état de la santé générale et les traitaient comme telles à l'aide d'une médication exclusivement locale, qui presque toujours échouait. Récamier enseigna que les affections utérines, au lieu d'être des maladies isolées, se rattachaient presque toujours à des troubles de l'innervation ou de la nutrition ; que la plupart des femmes qu'elles affectent sont d'une constitution primitivement faible ou appauvrie, extrêmement excitables ou nerveuses ; qu'en même temps et même avant tout autre phénomène, elles ont éprouvé des troubles du côté des fonctions digestives, tels que perte de l'appétit, digestions lentes, pénibles, constipations opiniâtres, etc., etc.; que chez beaucoup on pouvait observer tous les symptômes de la chloro-anémie ; il vit dans ces états de souffrance la cause qui produit et entretient le catarrhe utérin, les pertes blanches, les granulations du col. — Aussi, sans négliger le traitement local, Récamier proposa-t-il pour but de modifier la constitution.

Quand, au lieu de n'examiner que la lésion, on cherche à remonter aux causes, on trouve chez la plupart des femmes, l'anémie et la chlorose, résultat d'un régime insuffisant ou malsain, de fatigues, de chagrins, de défaut d'exercice, de privation d'air et de lumière. Il n'est pas jusqu'à certaines causes mécaniques qu'on ne puisse ranger dans cette grande catégorie; telle par exemple l'accumulation des matières fécales dans le gros intestin.

Combattre l'état maladif des organes génitaux sans se préoccuper de l'état général, c'est donc négliger la cause première et s'exposer aux récidives ; mais que la maladie primitive soit connue ou ignorée, l'emploi des eaux de Vals, sources *Rigolette* et *Dominique*, sera également favorable à la cure de l'état local et de l'état général.

Il est utile à ce propos de citer une observation clinique dans laquelle l'état du sujet, et la modification obtenue par ce traitement nous semblent avoir une importance réelle.

Mme B...., âgée de 50 ans, d'une petite taille, d'une constitution délicate, réglée à 15 ans, mariée à 19, mère à 20, avait constamment joui d'une assez bonne santé, lorsqu'à 47 ans la menstruation régulière fut remplacée par des pertes fréquentes.

A 50 ans, un écoulement d'abord blanchâtre, jaunâtre, puis sanguinolent et fétide, se déclara et fut combattu par tous les moyens qu'on a l'habitude d'employer dans ces sortes d'accidents pathologiques.

État général : Constitution affaiblie, chloro-anémie prononcée; accidents gastralgiques, névropathiques fréquents, constipation opiniâtre, faiblesse musculaire très grande, douleurs lombaires, hypogastriques, crurales continuelles, mais peu prononcées, caractère irritable, capricieux, fantasque, etc.

État local : Parties génitales externes, peu sensibles, presque froides, facilement dilatables; au toucher vaginal, on peut constater que le col de l'utérus, incliné à gauche, est le siége d'un véritable engorgement; en effet, il est mou, spongieux, indolent; le vagin apparaît tapissé de mucosités filantes d'une couleur jaunâtre; le col entr'ouvert, légèrement gonflé, laisse suinter une exsudation fibro-plastique jaunâtre, épaisse, adhérente.

La chloro-anémie se manifeste par une décoloration générale de la peau et des muqueuses, par la bouffissure de la face et des extrémités inférieures, par des bruits de souffle divers dans les gros vaisseaux et notamment dans les carotides, par la lenteur et la difficulté des mouvements; l'état dyspeptique se traduit par des digestions difficiles, pénibles, lentes, et par une constipation que rien n'a pu vaincre.

Je prescris à la malade de l'eau de la source *Rigolette*, à ses repas et à la dose de deux demi-verres le matin et quatre demi-verres le soir; et plusieurs fois par jour des injections locales avec la même eau.

Sous l'influence de ce traitement, suivi quinze jours consécutifs avec exactitude, on put constater une amélioration sensible dans l'état général. La peau et les muqueuses avaient pris une légère teinte rosée; les pulsations des carotides étaient moins prononcées, les accidents dyspeptiques, névropathiques, s'étaient amendés.

L'état local, sauf une très légère diminution dans les sécrétions vaginale et utérine, était resté le même et donnait toujours lieu aux symptômes que nous avons décrits.

Nous fîmes continuer le même traitement ; mais nous ordonnâmes l'eau de la source *Dominique*, aux mêmes doses que ci-dessus.

Sous l'influence de ces eaux ferro-manganiques, employées pendant quinze autres jours, tous, ou presque tous les accidents chloro-anémiques, dyspeptiques, gastralgiques, névropathiques, s'amendèrent au point d'inspirer à la malade la confiance d'une guérison prochaine.

Les sécrétions vaginales et utérines étaient taries ; mais le col était encore légèrement entr'ouvert et le corps de l'utérus, toujours incliné sur le côté gauche, restait entr'ouvert, mou et flasque; l'amélioration était peu prononcée localement ici ; mais elle était grande dans les manifestations auxquelles l'engorgement donne lieu; je veux dire dans les douleurs lombaires, hypogastriques, crurales, etc.

Le peu d'amélioration qu'avait éprouvé l'engorgement utérin ne m'inspirait nulle crainte, l'expérience m'avait démontré que ce n'était qu'après un mois ou six semaines que l'organe revenait à son état normal. En effet, vers la fin du mois de septembre suivant, Mme B... vint me voir : elle se disait guérie.

ÉTUDES CLINIQUES

SUR

LA GOUTTE ET LA GRAVELLE

Erasme écrivait, sous une forme aussi plaisante que juste, à un de ses amis: « J'ai la gravelle et tu as la goutte; nous avons épousé les deux sœurs. » Nous ajouterons que les deux sœurs sont souvent *jumelles.*

« La gravelle et la goutte, dit le savant docteur Leroy d'Etiolles, sont la *même chose.* La goutte, on peut le dire, marche de front avec la gravelle; sur cent goutteux, M. Rayer en a vu quatre-vingt-dix-neuf affectés de gravelle, ou dont l'urine déposait des sédiments formés d'acide urique; aussi la goutte a-t-elle été considérée par certains auteurs comme une cause déterminante fréquente de la gravelle. »

M. Rayer assimile ces deux maladies et les considère comme *deux manifestations du même état morbide.*

« Tous les auteurs qui ont écrit sur la goutte ont noté, comme un signe à peu près constant, que, chez les goutteux, les urines se troublent et laissent déposer un sédiment briqueté très abondant, qui n'est autre chose que de l'urine urique; de là cette *concomitance si fréquente* de la goutte et de la gravelle rouge. » (*Constantin James.*)

Observation.

M. Guichard, âgé de 63 ans, d'une taille élevée, d'un tempérament nervoso-sanguin, d'une bonne et solide constitution, d'un caractère ouvert, franc et généreux, *grand ami des plaisirs de la table*, né de parents sains et robustes, n'avait jamais éprouvé de maladie sérieuse, quand il fut atteint, en 1852, d'un rhumatisme articulaire aigu, dont la marche ne pût être enrayée par l'application de 300 sangsues. Le malade était à cette époque sergent des carabiniers dans un régiment en garnison à Strasbourg. Ce rhumatisme, dont la durée fut de quatre mois, ne céda qu'à l'emploi prolongé des bains de vapeur sèche, après avoir provoqué dans toutes les articulations des douleurs dont le souvenir ne s'effacera jamais de la mémoire du malade, dont cependant l'existence n'a été depuis qu'une longue souffrance.

M. Guichard, après avoir quitté le service militaire, se maria, devint cafetier, puis marchand de domaines. Ce fut en 1842 qu'eut lieu la première attaque de goutte. Elle envahit, subitement, sans signes prodromiques, le gros orteil du pied gauche; elle fut courte, mais excessivement douloureuse. La seconde attaque, — qui survint trois mois après la première, — fut plus longue et tout aussi douloureuse que la première. Au troisième accès, l'orteil du pied droit fut pris. De ce moment là, les attaques se rapprochèrent de plus en plus, furent aussi de plus en plus longues et toujours plus douloureuses. Le malade observa que chaque nouvelle attaque de goutte laissait après elle, dans les articulations envahies, des dépôts tophacés durs et crayeux qui en rendaient les mouvements raides et difficiles, au point qu'en 1846 toute progression était impossible sans le secours de crosses, tant les articulations des pieds et des genoux étaient déformées.

Ce fut à cette époque que se manifesta la première attaque de gravelle urique. Cette attaque, qui fut d'une violence inouïe, coïncida avec un accès de goutte des plus douloureux. Nous ne décrirons pas ici tous les symptômes que déterminaient les coliques néphrétiques pour l'élimination et l'expulsion de trois ou quatre calculs de la grosseur d'un pois ordinaire, toujours raboteux et souvent anguleux, elles furent déchirantes et pleines d'angoisses.

De 1846 à 1855, c'est-à-dire pendant neuf ans, M. Guichard resta de huit à neuf mois au lit ou dans son appartement, souffrant toujours et pouvant à peine poser ses pieds sur le plancher tant la goutte, ou ses manifestations, les avait déformés.

État du malade. — Malgré les souffrances que lui font éprouver les

attaques pressées et simultanées de goutte et de gravelle, M. Guichard
a un teint fleuri et conserve encore un reste d'embonpoint qu'il doit très-
probablement à une bonne et succulente nourriture d'hôtel ; il marche
avec la plus grande difficulté en appuyant douloureusement le rebord externe
de chaque pied, enveloppé de linges, sur le sol. Sa démarche est lente,
pénible et ne pourrait avoir lieu si le malade ne se soutenait dans la po-
sition droite au moyen de crosses que ses doigts déformés, presque autant
que ses pieds, ont de la peine à manœuvrer.

Toutes les articulations des orteils ont des nodosités ou tumeurs tophacées
plus ou moins considérables ; elles sont œdématiées. L'articulation du genou
droit est complétement déformée et ne peut nullement supporter le poids du
corps, elle se déjette en dehors d'une manière étonnante. Les articulations
des doigts sont absolument dans le même état que celles des orteils.

M. Guichard nous remet un plein étui de graviers d'acide urique dont les
dimensions varient depuis le grain de millet à un petit haricot, ou mieux à un
pois-chiche. Presque tous ces graviers sont raboteux ou couverts de petites
aspérités.

Nous prescrivîmes à M. Guichard les eaux alcalines de Vals, —
comme on les prescrit aux malades, nous lui conseillâmes d'en faire sa
boisson ordinaire. Je lui fis comprendre qu'une nourriture trop succulente,
trop animalisée, que les boissons excitantes lui étaient contraires, surtout
pendant son traitement. Je lui conseillai encore de faire autant d'exercice
que ses forces le lui permettaient.

Sous l'influence de ce traitement, aidé d'un régime sévère et d'un exercice
continu et même un peu forcé, M. Guichard constata au bout de deux mois une
amélioration ; il n'avait éprouvé qu'un seul accès de goutte et de gravelle, et
cet accès avait été et plus court et moins douloureux.

Le malade, comprenant tout l'avantage qu'il pouvait retirer de l'usage de
nos eaux et d'un régime sévère, continua de boire l'eau minérale et à se
nourrir comme on le nourrissait quand il était jeune, c'est-à-dire avec de
bons potages au maigre, des pommes de terre, des châtaignes, du laitage,
du fromage blanc et des fruits.

Dans neuf ans, M. Guichard, qui a suivi assez bien ce régime et qui boit
continuellement de nos eaux alcalines, n'a éprouvé que *deux accès de
goutte et pas un seul de gravelle.* Les nodosités ou tumeurs tophacées ont
disparu, la contracture, la rigidité des muscles et des tendons ont cédé,
toutes les altérations que la goutte avait occasionnées se sont amendées;
enfin M. Guichard peut aujourd'hui se livrer journellement à la pêche, sa
passion favorite, et se livrer à un travail manuel qui exige de la dextérité
dans ses doigts, — il fait des filets.

Remarques.

Éloigner les accès, les amoindrir, obtenir la diminution du gonflement, de la tension des articulations, assou-

plir leur jeu, empêcher la formation de nouvelles concré-
tions, et partout jeter un peu de baume sur d'atroces
souffrances, tels sont les résultats incontestablement obtenus,
telle est, dans l'état actuel de la science, la portée, non cu-
rative, mais franchement *palliative* des eaux de Vals, notamment des sources *Précieuse* et *Magdeleine*, dans le traitement
d'une maladie qui constitue, à la longue, une des infirmités
les plus cruelles dont l'homme puisse être atteint.

On ne peut, on ne doit pas lui demander davantage. Mais
un fait très grave ressort de cette observation ; ce fait qui,
sans doute, n'a pas échappé à la sagacité de nos confrères,
c'est celui-ci : M. Guichard, depuis dix ans, fait chaque jour
usage à l'ordinaire et en quantité copieuse de l'eau d'une des
sources les plus minéralisées de Vals (la *Précieuse* et la
Magdeleine contiennent 7 gr. de bicarbonate de soude), sans
que cet usage régulier et prolongé ait déterminé le plus
léger accident.

Les sources ferrugineuses qui rendent les plus grands
services dans la pratique médicale sont, on le sait, les eaux
à basse température et qui contiennent un excès d'acide
carbonique. Pour les eaux transportées, ces deux conditions
sont indispensables ; remarquons ici que la température des
eaux de Vals est à 14° et qu'elles contiennent deux fois leur
volume d'acide carbonique ; les deux sources de Vichy, *Grande-
Grille* et *l'Hôpital*, sont à 30 et 40° et ne contiennent qu'un
demi-volume d'acide carbonique. Il est inutile d'insister sur
cette différence essentielle.

Dans les eaux de Vals la richesse des substances toniques
(fer, manganèse, chaux) prévient la formation de la diathèse
alcaline que détermine l'usage prolongé des eaux de Vichy ;
usage contre lequel M. le professeur Trousseau s'est élevé
avec autant de force que de raison. En effet, dans une leçon
restée célèbre, l'éminent clinicien de l'Hôtel-Dieu constatait
que dans un grand nombre de cas, non-seulement la diathèse
alcaline s'oppose à la guérison de beaucoup des malades qui
fréquentent Vichy, mais encore aggrave leur état d'une affection nouvelle qui met le praticien en présence d'une compli-
cation redoutable. — (*Gazette des Hôpitaux*, 9 mars 1865.)

En terminant cette rapide étude, nous pouvons ajouter, sans oublier notre caractère, que les eaux de Vals, sources *St-Jean, Désirée, Précieuse, Rigolette, Magdeleine et Dominique*, sont extrêmement agréables à boire pures ou coupées, à table, avec la boisson ordinaire ; cette considération a son importance pour une médication qui, presque toujours, a besoin d'être suivie quelques semaines.

Ces eaux, contenues dans des bouteilles en verre noir, coiffées d'une capsule en étain portant le nom de la source à laquelle elle a été puisée, — ces eaux, dis-je, se conservent indéfiniment et ne subissent aucune altération. — Dr TOURRETTE.

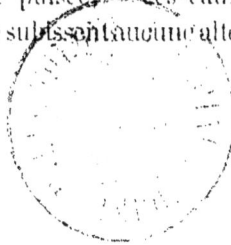

SOCIÉTÉ GÉNÉRALE

DES

EAUX MINÉRALES DE VALS.

A Paris. — Prix de la caisse d'origine de 50 bouteilles fr. 32 50. — A Paris.

Correspondants directs de la Société générale à Paris.

Benezet, 19, rue Taranne.
Cazaux aîné, 3, passage Ste-Croix de la Bretonnerie.
Cazaux aîné, 9, rue des Billettes.
   id.   61, Boulevard de Sébastopol.
   id.   62, rue de Saintonge.
D'Esebeck, 12, rue Jean-Jacques Rousseau.
Dorvau't, (ph. centrale de France), 7, rue de Jouy.
Durand, 93, rue du faubourg St-Honoré.
Gamot, 30, rue du Dragon.
Julien, 31, Boulevart St-Michel.
Lafont et Cie, 20, rue J.-J. Rousseau.

Lebault, 29, rue de Palestro.
Lescun, 18, rue de Choiseul.
Pasquet et Cie, 42, rue de Grenelle St-Honoré.
Pharmacie normale, 15, rue Drouot.
Pharmacie rationelle, 4, rue du Faubourg Poissonnière.
Simonet, 60, rue Caumartin.
Société des eaux de Contrexéville, rue de la Michodière.
Société d'hydrologie allemande, 11, rue de la Michodière.

Les eaux minérales naturelles de Vals (Ardèche).

Sources : PRÉCIEUSE. — MAGDELEINE. — DÉSIRÉE. — RIGOLETTE. — St-JEAN et DOMINIQUE, se transportent et se conservent plusieurs années, sans aucune altération.

Les bouteilles sont en verre noir, coiffées d'une capsule en étain portant le nom de la source à laquelle l'eau a été puisée et revêtue d'une étiquette relatant les noms des six sources.

Les eaux minérales naturelles de Vals et les pastilles digestives et toniques fabriquées avec les sels extraits des sources se trouvent chez les dépositaires et les pharmaciens des villes ci-après :

Détail dans toutes les pharmacies de Paris et des départements, à 0 fr. 80 c. la bouteille.

Départements.	Noms des Villes.	Noms des Dépositaires et Pharmaciens.	Départements.	Noms des Villes.	Noms des Dépositaires et Pharmaciens.
Ain.	Bourg. Belley. Ambérieux. Lagneux. Nantua.	H. Jambon. A. Martin. Soffray. Giraud. Mercier.	Aube.	Troyes. Bar-sur-Aube. Bar-sur-Seine. Nogent-sur-Seine.	Ruelle. Jacquinot. Pascalis. Bourrotte.
Aisne.	St-Quentin. Soissons. Château-Thierry. Laon.	Museux-Lecocq. Velain. Lefèvre. Domine.	Aude.	Carcassonne. Castelnaudary. Limoux. Narbonne.	Dentié. Roussilhe. Barrière. Rustant.
Alpes-marit.	Nice. Grasse. Antibes. Cannes.	Thaon et les ph. Eybert. Joubert. Gras.	Aveyron.	Rodez. Espalion. Milhau. St-Afrique. Villefranche.	Artus. Ricard. Maurel. Vernhet. Latapie.

Départements.	Noms des Villes.	Noms des Dépositaires et Pharmaciens.
Bouches-du-Rhône.	Marseille.	9, r. Paradis, Ozil, r. d'Icoard, 19. et chez tous les ph. Michel. — Alexis.
	Aix.	Dumas jeune.
	Arles.	V. Lignou.
	Tarascon.	
Calvados.	Caen.	Legrand.
	Bayeux.	Lamarre.
	Falaise.	Dubuis.
	Lisieux.	Levavasseur.
	Honfleur.	Delarue.
	Vire.	Vaussy.
Cantal.	Aurillac.	Thibal.
Charente.	Angoulême.	Rogée.
	Cognac.	Chevalier.
Charente-Inférieure.	Larochelle.	Guérin.
	Rochefort.	Sarlat.
	Saintes.	Barbot.
	St-Jean-d'Angely.	Sarlat.
Cher.	Bourges.	Breu.
	Vierzon.	Baudin.
	St-Amand.	Robin.
Côte-d'Or.	Dijon.	Gautheret-Morelle
	Beaune.	Poncet.
	Châtillon-sur-S.	Hézard.
	Sémur.	Combin.
	Montbart.	Blesseau.
Côtes-du-N.	St-Brieuc.	Guyot.
	Lamballe.	Lévêque.
	Dinan.	Robert.
	Guingamp.	Ribot.
	Lannion.	Fortin.
Dordogne.	Périgueux.	Contemps.
	Bergerac.	Monnet.
	R.berac.	Fayolle.
	Le Bugue.	Duchêne.
	Montignac.	Leymarie.
Doubs.	Besançon.	Charton frères. et chez tous les ph.
	Beaume-les-Dames.	Bonnet.
	Montbéliard.	Fallot.
	Pontarlier.	Pessière.
Drôme.	Valence.	Daruty. — Mazade.
	Romans.	Germain.
	Montélimar.	Brun.
	Tain.	Taillote.
Eure.	Evreux.	Jacquot.
	Gisors.	Lepage.
	Bernay.	Couturier.
	Louviers.	Labiche.
	Neubourg.	Billon.
	Pont-Audemer.	Auger.
Eure-et-Loir	Chartres.	Jatteau, Fouquet et Vlason.
	Châteaudun.	Desbans.
	Dreux.	Mauduit.
	Nogent-le-Rotrou.	Pesche.
Finistère.	Quimper.	Le Bris.
	Brest.	Auger.
	Morlaix.	Lefèvre.
Gard.	Nîmes.	Vidal, Delacour, Jalaquier et chez les ph.
	Aiguemortes.	Cocanas.
	Beaucaire.	Demery.
	Calvisson.	Lhousteau frères.
	St-Gilles.	Michel.
	Sommières.	Fenouillet.
	Alais.	L. Galhac.
	Anduze.	Blanc.
	Uzès.	Escoffier.
	Bagnols.	Vouland.
	Pont-St-Esprit.	Mure frères.
	Le Vigan.	Ferrier.
Hte-Garonn.	Toulouse.	Cazuc et les ph.
Gers.	Auch.	Cazeneuve.
	Gondom.	Capuron.
	Lectoure.	Malaux fils.
	Fleurance.	Lacoste.
	Mirande.	Ducos.
	Vic-Fezensac.	Caze.
Gironde.	Bordeaux.	L. Peychaud, allées de Tourny.
Hérault.	Montpellier.	Belugou frères et ch. tous les ph.
	Cette.	Crewinski.
	Béziers.	Bonnet, Garcas.
	Bédarieux.	Rivez.
	Lodève.	Coffre.
Ile-et-Vilaine	Rennes.	Mevrel, et chez tous les ph.
Indre.	Châteauroux.	Boutet.
	Leblanc.	Plenot.
	La Châtre.	Duguet.
	Issoudun.	Lecomte.
Indre-et-Loire.	Tours.	Dardenne, Groisil et Soula roix et chez les ph.
	Chinon.	Toulet.
	Loches.	Souvant.
Isère.	Grenoble.	Basti e et ch. tous les ph
	Voiron.	Brun Buisson.
	La Tour-du-Pin.	Berthet.
	Bourgoin.	Bellue.
	St-Marcellin.	Micha.
	Vienne.	Hugerot, Ginjot, Viguier.
Loir-et-Cher	Blois.	Tulard.
	Romorantin.	Mignon.
	Vendôme.	Bruland.
Loire.	St-Etienne.	Arnault frères et chez les ph.
	Rive-de-Gier.	Livrat.
	St-Chamond.	Espach.
	Roanne.	Lacolonge.
Loire-Infre.	Nantes.	C. Houssier et ch. tous les ph.
Loiret.	Orléans.	Dufour, Dupont, Hacard, Rabourdin.
	Gien.	Fouchères.
	Montargis.	Gollier.
	Pithiviers.	Desforges.
Lot.	Cahors.	Bergeralle.
	Figeac.	Puech.

Départements.	Noms des Villes.	Noms des Dépositaires et Pharmaciens.	Départements.	Noms des Villes.	Noms des Dépositaires et Pharmaciens.
Lot-et-Garonne.	Agen.	J. D'heur.	Pas-de-Calais.	Montreuil.	Binsse.
	Marmande.	Gardey.		St-Omer.	Descelers Porion.
	Tonneins.	Menon.	Bas-Rhin.	Strasbourg.	L. Dreyfus Bart, Saverne et chez les pharm.
	Nérac.	Rollinde.			
	Villeneuve-d'Agen	Recourt.			
	Ste-Livrade.	Amouroux.	Haut-Rhin.	Colmar.	Gault et c. les ph.
Maine-et-Loire.	Angers.	Richoud et ch. les pharm.		Mulhouse.	Risler et Kubimann etc. les ph.
Manche.	St-Lô.	Lecauchoix.	Rhône.	Lyon.	Cartaz, q. de la Charité; Vachon, cloître des Chartreux ; André neveu, place des Célestins, et chez tous les phar.
	Avranches.	Coquelin.			
	Cherbourg.	Vigne.			
	Coutances.	Chevalier.			
	Valognes.	Lemonnier.			
Marne.	Châlons-sur-Marn.	Cordier et ch. tous les ph.			
	Epernay.	Verneuil.		Villefranche.	Mehu.
	Reims.	Gouhaud , Petit , Vilain.		Tarare.	Prothière.
	Vitry-le-Français.	Bompard,	Saône-et-Loire.	Macon.	Lacroix.
Mayenne.	Laval.	Croissant.		Tournus.	Lacote.
	Château-Gontier.	Lemanceau.		Autun.	Duchamp.
	Mayenne.	Nory.		Châlons-s.-Saône.	Bauquin.
Meurthe.	Nancy.	Dercominette et chez les ph.		Charolles.	Dumont.
	Pont-à-Mousson.	Masson.	Sarthe.	Le Mans.	Bonhomme , Leboucher fils, Le-vilain.
	Lunéville.	Dercominette.		La Flèche.	Poitevin.
	Toul.	Busson.		Mamers.	Charon.
Meuse.	Bar-le-Duc.	Picquot.		St-Calais.	Hardy.
	Ligny.	Toussaint.	Seine-et-Marne.	Melun.	Ragot.
	St-Mihiel.	Pelletier.		Fontainebleau.	Rabotin.
	Verdun.	Destival.		Meaux.	Gorlier.
Morbihan.	Vannes.	Gallimard et chez les pharm.		Provins.	Cordier.
	Lorient.	Bougle et c. les ph.	Seine-et-Oise.	Versailles.	Belin. Cizos Debains, Desprez, Gaffard, Gueulette, Ondinet, Rabot, Touraine.
Moselle.	Metz.	Gellin et chez les pharm.			
	Sarreguemines.	Marquaire.		St-Germain-en-L.	Louis et Cie.
	Thionville.	Poinsat.		Corbeil.	Boucher.
Nord.	Lille.	Baril et, Milla, Bruneau. Bouteillier et chez les ph.		Mantes.	Cointreau.
	Coulogne.		Seine-Infre	Rouen.	Delamarre, Esprit, Chevalier et chez les pharm.
	Roubaix.	Kerckove.		Elbeuf.	Pinchon.
	Tourcoing.	Dumont.		Dieppe.	Tinel.
	Cambrai.	Legrain et chez tous les ph.		Le Havre.	Geltée , Guérout, Lalouette , Lemaitre.
	Douai.				
	Dunkerque.	Thibault.		Fécamp.	Leseigneur.
	Hazebrouck.	Delie.		Yvetot.	Lepicard.
	Valenciennes.	Descamps.		Bolbec.	Lacaillet.
Oise.	Beauvais.	Clément.	Deux-Sèvr.	Niort.	Barraud.
	Clermont.	Violle		Bressuire.	Barrion.
	Compiègne.	Beaudequin.		Parthenay.	Bonnet.
	Noyon.	Demouy.	Somme.	Amiens.	Bor, Boucher, Descamps, Houdbine
	Senlis.	Chastaing.			
	Pont-St-Maxence.	Clément.		Abbeville.	Pajot.
Orne.	Alençon.	Houet.		Montdidier.	Colin.
	Argentan.	Ozenne.		Péronne.	Derminy.
	Domfront.	Debierre.	Tarn.	Alby.	Laticule.
Pas-de-Calais.	Arras.	De Saint, Mathon, Lemaire, Rabache.		Castres.	Labatat.
				Mazamet.	Laure.
	Béthune.	Delarue.		Gayac.	Rossignol.
	Boulogne-s.-Mer.	Hamy , Leblanc , Boucher, Pourre Soubilèze.		Lavaur.	Lacharier.
	Calais.				

Départements.	Noms des Villes.	Noms des Dépositaires et Pharmaciens.	Départements.	Noms des Villes.	Noms des Dépositaires et Pharmaciens.
Tarn-et-Garonne.	Montauban.	Anglas, Espinasse, Prax fils, Prunetis-Castel.	Hte-Vienne.	Limoges.	Barny . Duboys , Larue-Dubarry.
	Castel-Sarrazin.	Issaujon.		Bellac.	Brisset.
	Beaumont.	Galopin.		St-Junien.	Defaye fils.
	Moissac.	Lamboulas.	Yonne.	Auxerre.	E. Glaise.
Var.	Draguignan.	Dupré.		Avallon.	Ramean.
	Fréjus.	Courbassier.		Joigny.	Roudier.
	Brignolles.	Maille.		Sens.	Poumier.
	Toulon.	D'Oliolle aîné, Michel, Honoraty.		Tonnerre.	Legris.
	Hyères.	Verignon.	Algérie.	Alger.	Mendès et chez les pharm.
	La Seyne.	Cyrus.		Constantine.	A. Pons.
Vaucluse.	Avignon.	Blanc , Barry , Mégy, Pégurier, Gassin fils.		Bône.	Abadie.
				Philippeville.	Vigna.
	L'Isle.	Tourrel.		Oran.	Martel.
	Apt.	Granon.			
	Carpentras.	P. Ely. Ulpat.			
	Orange.	Limasset, Lambricot.			
	Valréas.	Durand.			

Les **Eaux de Vals** *s'expédient à l'étranger, dans les villes suivantes :*

Londres.	Port-de-France.
Bruxelles.	Cayenne.
Genève.	St-Denis (de la Réunion)
Gênes.	St-Louis (Sénégal).
Livourne.	Calcuta.
Milan.	Suez.
Naples.	Rio-Janeiro.
Rome.	New-York.
Barcelonne.	Havane.
Lisbonne.	Saïkon.
Constantinople.	Shang-Haï.
Alexandrie.	

Continuation de la colonne de gauche :

Départements.	Noms des Villes.	Noms des Dépositaires et Pharmaciens.
Vendée.	Napoléon-Vendée.	Billet. Amiaud.
	Sables-d'Olonne.	Letard.
	Fontenay-l.-Comte	Delacour.
Vienne.	Poitiers.	T. Mauduyt , et chez les phar.
	Châtellerault.	Messelin.
	Couhet.	Dupont.
	Loudun.	Poitier.
	Montmorillon.	Comte.

2.

www.ingramcontent.com/pod-product-compliance
Lightning Source LLC
Chambersburg PA
CBHW060506200326
41520CB00017B/4920